U0227377

中国医学临床百家

冯杰雄 /著

先天性巨结肠
冯杰雄2016观点

HIRSCHSPRUNG'S DISEASE

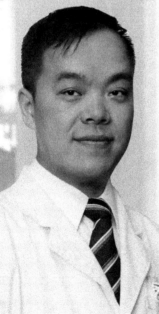

科学技术文献出版社
SCIENTIFIC AND TECHNICAL DOCUMENTATION PRESS

·北京·

图书在版编目（CIP）数据

先天性巨结肠冯杰雄2016观点 / 冯杰雄著. —北京：科学技术文献出版社，2016. 5

ISBN 978-7-5189-1272-8

Ⅰ.①先…　Ⅱ.①冯…　Ⅲ.①先天性疾病—巨结肠—研究　Ⅳ.①R574.62

中国版本图书馆 CIP 数据核字（2016）第 081600 号

先天性巨结肠冯杰雄2016观点

策划编辑：孔荣华　责任编辑：孔荣华　责任校对：赵　瑗　责任出版：张志平

出　版　者	科学技术文献出版社	
地　　　址	北京市复兴路15号　　邮编　100038	
编　务　部	（010）58882938，58882087（传真）	
发　行　部	（010）58882868，58882874（传真）	
邮　购　部	（010）58882873	
官　方　网　址	www.stdp.com.cn	
发　行　者	科学技术文献出版社发行　全国各地新华书店经销	
印　刷　者	虎彩印艺股份有限公司	
版　　　次	2016 年 5 月第 1 版　2016 年 5 月第 1 次印刷	
开　　　本	880×1230　1/32	
字　　　数	28千	
印　　　张	2.75　彩插 2 面	
书　　　号	ISBN 978-7-5189-1272-8	
定　　　价	48.00元	

出版者序
Foreword

　　中国的临床医学科研正在崛起，以北京天坛医院牵头的 CHANCE 研究成果改写美国脑血管病二级预防指南为标志，中国一批临床专家的科研成果正在走向世界。为记录、展现中国临床医学专家奋进的脚步，提高广大临床医师的诊疗水平，科学技术文献出版社出版了这套高端医学专著——《中国医学临床百家》丛书。"百家"，既指我国临床各学科的权威专家，也取百家争鸣之意。

　　目前，我国权威临床专家的科研成果多数首先发表在国外期刊上，之后才在国内期刊及会议中展现，在国内的传播速度大打折扣。如果出版专著，又为多人合著，专家个人的观点和成果精华被稀释。为缓解这种学术成果展现之痛，本丛书采取浓缩专家科研成果、成批集中展现的方式，以每年百余种的速度持续出版，每一本书展示一名权威专家对一种疾病的年度观点，重点阐述目前最新的研究成果及其临床经验，强调医学知识的权威性和时效性，以期细致、连续、全面地记录我国临床医学的发展成果。

与其他医学专著相比，本丛书具有出版周期短、持续性强、主题突出、内容精练、阅读体验佳等特点。在图书出版的同时，还通过万方数据库等互联网数字平台进入全国的医院，让各级临床医师和医学科研人员通过数据库检索到专家观点，并能迅速在临床实践中得以参考应用。

科学技术文献出版社隶属中华人民共和国科学技术部，正积极配合科技部临床科研转型战略，为国家临床医学研究基地的科研成果展现、人才培养提供支持，这是我们的使命。我们将充分利用各种有利条件和资源，打造好这套在互联网时代出版与传播的高端医学专著，为中国临床医学的创新并提高广大临床医师的诊疗水平而做出贡献。

我们将不辱使命！

《中国医学临床百家》为中国临床医学的进步而诞生，为中国临床专家的奋斗而鼓呼。

《中国医学临床百家》以为各级临床医师提供学习平台为己任，以书写中国医学科研崛起的历程为使命，以展现中国临床医学专家迈向世界的脚步而骄傲。

科学技术文献出版社

2016 年 春

作者简介
Author introduction

　　冯杰雄，华中科技大学同济医学院附属同济医院教授、主任医师、博士研究生导师，小儿外科主任，外科学系副主任。从 1995 年开始从事小儿外科的临床基础研究，在漏斗胸、胆道闭锁、新生儿坏死性肠炎、先天性巨结肠及其同源病的发病机制、诊断及治疗等诸多方面有深入的研究。特别是 2006 年初从美国俄亥俄州立大学回国后，先后获得 4 项国家自然科学基金项目资助，形成了"以免疫反应在消化道畸形发病中的作用为切入点"的团队研究新方向。发表论文 200 余篇，其中 SCI 收录论文 55 篇。研究成果获湖北省科技进步二等奖、中华医学科技奖三等奖、宋庆龄儿科医学奖等在内的多项学术奖励。

社会任职：担任中华小儿外科杂志第九届编辑委员会总编辑、Journal of Surgical Research Updates杂志主编，Pediatric Surgery International杂志、World Journal of Pediatrics杂志、中国实用医刊、临床医学进展、中华妇幼临床医学杂志（电子版）、临床外科杂志和中华实用儿科临床杂志编委。任中华医学会小儿外科分会第六及第七届青年委员会副主任委员、湖北省医学会小儿外科分会第五届委员会主任委员、中华医学会小儿外科分会第七届委员会新生儿外科学组副组长。

前言
Preface

　　近年来，中国的经济飞速发展，同时也为我国的医学科学研究带来了有史以来最好的发展机遇。30年前，我们对很多先天性疾病的发生知之甚少，但随着医学研究的发展，我们对这方面的认识不断加深。广大的儿科医务工作者对众多先天性疾病的发生与发展过程充满了好奇心，同时也一直致力于研发一些新的行之有效的治疗方法。然而不可否认的是，这种潜力目前仍然只被发掘了一部分。相对于大量关于成人疾病的研究，儿童疾病的研究还欠深入，我们儿科医生的任务仍然任重道远！

　　中国在未来世界医学研究的发展中必将起到重

要的作用。随着中国经济的腾飞，我们在科学研究上的投入也不断增加，来自中国的研究论文与日俱增，并不断发表在世界级的学术期刊上。而这仅是一个开始，最终科学发展的决定性因素还要取决于年轻科研工作者的创新性和活力。这也是我写这本书的主要动机，希望本书能够吸引更多年轻的小儿外科医生投入到医学研究中来，站在前人的肩膀上，不断创新，不断飞跃！

华中科技大学同济医学院附属同济医院小儿外科在新中国成立后不久即对先天性巨结肠及其同源病进行了系统研究，研究内容涉及该病的病因、病理生理、诊断、治疗及其并发症的防治等诸多方面，并创造性地提出了"心形吻合"手术治疗先天性巨结肠。目前已发表与该病相关的研究论文200余篇，研究成果多次获得国家卫计委、教育部、湖北省及武汉市科技进步奖。本书的章节是按照特定的次序排列的，以先天性巨结肠的遗传学背景开始，随后依次介绍目前关于先天性巨结肠诊断及治疗的最新前沿研究。

但本书相关内容仅是作者自己的体会与认识，错误与不足在所难免，恳请广大同仁批评指正！

目 录

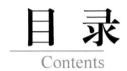

Contents

1 先天性巨结肠及其同源病的诊疗目前仍然面临诸多困难

先天性巨结肠（hirschsprung's disease，HSCR）的发病率为 1/5000，男性发病率是女性的 4 倍，居先天性消化道畸形的第二位。由于其病因复杂，手术后并发症较多，因此，该病一直是国内外小儿外科医生研究的重点。在胚胎发育期间，神经嵴细胞（neural crest cells，NCCs）在胃肠道中沿口端向尾端经历存活、增殖、迁移以及分化才能最终形成功能性的肠神经节细胞。HSCR 即是由于神经嵴细胞迁移失败引起的，神经嵴细胞迁移失败发生越早，无神经节细胞肠段便越长。巨结肠同源病（hirschsprung allied disease，HAD）则是临床症状与 HSCR 相似的一组肠神经节细胞发育异常疾病，可分为肠神经元发育不良（intestinal neuronal dysplasia，IND）、肠神经元未成熟、肠神经元减少等，病因往往归结于肠神经节细胞发育过程中存活、分化过程的失败。关于 HSCR 发病原因的研究主要集中在基因突变上，分子遗传学发现与先天性巨结肠相关的突变基因包括 *RET*、*GDNF*、*EDN3*、*EDNRB* 和 *SOX10* 等，然而即使是在家族性 HSCR 中，仍然存在许多上述基因以外的基因突变。

目前针对 HSCR 及其同源病的术前诊断，临床所开展的具有较高特异性的检查方法仍然是钡灌肠造影、直肠肛管测压和直肠黏膜吸引活检乙酰胆碱酯酶组织化学染色这三项经典检查。钡灌肠造影作为首选筛查方法，可初步判断无神经节肠管的长度，便于临床选择术式；直肠肛管测压主要用于年长儿的鉴别诊断和术后随访；直肠黏膜活检可在床旁进行，创伤小，准确性高。但值得注意的是，这三项检查方法都有各自的临床诊断准确率，也各有一定的假阳性率或假阴性率。例如约 10% 的新生儿 HSCR 钡灌肠造影不显示移行段，长段型或全结肠型 HSCR 移行段在结肠近端，但直肠黏膜活检乙酰胆碱酯酶活性检查往往正常，以及 HAD 的术前诊断准确率往往不高等，这些均给临床诊断和治疗带来了困难。所以，对 HSCR 及其同源病的确诊仍取决于病理学的 HE 染色（金标准）。手术病检的标本要求为需在切除远端（病变部位）、中段移行部及近端（正常部位）至少 3 个部位取材。病理诊断包括黏膜下神经丛、肌间神经丛和节细胞计数，节细胞 / 神经丛比值，检测节细胞形态及外源性神经纤维。

所有诊断为 HSCR 的患儿都需要手术治疗。在大多数情况下选择 I 期根治术，II 期手术常用于新生儿或未成熟儿、全结肠型甚至全肠型 HSCR、移行段不明显的 HSCR，以及伴严重小肠结肠炎、肠穿孔或其他伴发 / 合并严重畸形的患儿。常见类型的 HSCR 选择经肛门根治较多，也可选择腹腔镜或机器人手术，目前国内外已有较多报道新生儿期 HSCR 选择腹腔镜下根治手术。尽管许多学者对 HSCR 的手术方式作了改良，但 Swenson、Duhamel 和 Soave 这三种术式仍被公认为是治疗HSCR 的经典术式。有研究表明，对于有经验的术者，三种术式的远期效果是相似的，包括污粪、便秘复发、小肠结肠炎等。所有术式的基本治疗原理均包括确认肠道有神经节细胞和无神经节细胞肠管之间的移行区位置、切除无神经节细胞肠段，并行有神经节细胞肠段与肛门或直肠吻合而重建消化道。近年来，在手术治疗方法上最重要的进展是经肛门手术和腹腔镜辅助手术，由于取消了经典术式的经腹路径，避免了开腹术式所带来的并发症，手术的安全性大大提高。此外，HSCR 的治疗并非因施行了根治手术就结束，术后随访和康复训练相当重要。研究表明：重建的直肠肛管功能的恢复犹如新生儿到婴儿期排便反射的建立过程，何况 HSCR 患儿出生后就一直缺乏这一过程，因此必须重视术后康复训练。经过康复训练，可以防止并发症的发生以及促进正常排便功能的建立。

客观地看，HSCR 及其同源病的术后并发症和功能障碍问题仍然是普遍存在的，并未因手术技术的进步而消失，特别是近年国内外文献报道的术后污粪、便秘复发而需再手术的问题较多，应当引起重视。HSCR 根治术后的远期效果与根治术中内括约肌处理、近端肠管肠神经功能直接相关。术后便秘复发、小肠结肠炎、排便控制障碍等并发症均与内括约肌的完整性有关，术中保留内括约肌的完整性有助于改善手术效果。而 HAD 诊断及治疗存在的特殊性均为便秘患儿术后的恢复带来困难。此外，Cajal 间质细胞的受损参与了肠道电起搏活性的缺陷，也可能是 HSCR 患者术后肠蠕动异常的参与机制之一。

综上所述，对于 HSCR 这种小儿外科领域的常见病、多发病，我们仍有许多工作要做：进一步深入了解其遗传学及病理生理学特点，推广和普及具有较高特异性的诊断方法；规范手术方法以及重视特殊病例手术方法的选择；充分认识 HAD 在诊断、手术指征和手术方法上的特殊性并加强这方面的研究；重视术中技巧及术后康复训练以预防并发症，促进正常排便功能的早期建立。希望通过这些努力能使 HSCR 的临床诊断和治疗水平得到进一步的提高。

参考文献

1. Sulkowski J P, Cooper J N, Congeni A, et al. Single-stage versus multi-stage pull-through for Hirschsprung's disease：practice trends and outcomes in infants. J Pediatr Surg, 2014, 49（11）：1619-1625.

2. Schappi M G, Staiano A, Milla P J, et al. A practical guide for the diagnosis of primary enteric nervous system disorders. J Pediatr Gastroenterol Nutr, 2013, 57（5）：677-686.

3. Zhu T, Feng J, Zhang W, et al. Subtotal colectomy with a single-incision laparoscopic surgery technique in children with long-segment Hirschsprung disease and allied disorders. Pediatr Surg Int, 2013, 29（2）：197-201.

4. 高亚. 肛门直肠畸形和先天性巨结肠临床研究简况与规范化诊疗展望. 中华小儿外科杂志, 2015, 36（6）：401-404.

5. 孙晓毅. 先天性巨结肠的临床诊断和治疗：我们还能做些什么. 中华小儿外科杂志, 2014, 35（7）：484-485.

2　先天性巨结肠相关的基因学及其综合征纷繁复杂

HSCR 的基因学非常复杂，超过 30 个不同基因发生突变均可导致该病的发生。在 HSCR 患者中，大约有 5% ～ 33% 合并有其他先天性疾病，这些疾病可能与一个单独的基因或基因组相关联。随着基因遗传学的发展，利用染色体基因芯片技术对 HSCR 及相关畸形进行诊断开始受到重视。如果患者表现为某种特定综合征，则综合征相关的基因将被很快检测出来。如果没有明显的综合征表现，则需检测基因外显子甚至全基因序列。

研究已经证实 *RET* 原癌基因是 HSCR 的主要易感基因。*RET* 等位基因突变会导致一系列综合征，如唐氏综合征（21 三体综合征）是最常见的与 HSCR 相关的综合征。HSCR 患者中唐氏综合征的发病率约为 2% ～ 15%。Jannot 等最近的研究表明，位于 *DSCAM* 基因 21q22.2-22.3 的 SNPs 表达一种神经细胞黏蛋白，它被认为参与了 HSCR 及唐氏综合征的发病。研究显示 HSCR 伴发唐氏综合征患者较其他染色体正常患者的并发症要多得多，2006年 Catto-Smith 调查的平均年龄为 12 岁的合并有HSCR 及唐氏综合征的青少年患者中，大便失禁率高达 87%。唐氏综合征患者的小肠结肠炎发病率较其他先天性巨结肠患者也要高得多，甚至其有可能发展成为慢性肠炎，并最终迁延为炎症性肠病。此外，Bardet-Biedle 综合征（Bardet-Biedl syndrome，BBS）也被认为由 *RET* 等位基因突变导致，BBS 表现为视网膜色素变性、先天性肥胖、多指（趾）畸形、智力轻度下降、肾衰竭、性腺发育不全。

除唐氏综合征外，HSCR 也可能合并其他基因突变导致的一些少见的综合征。Waardenburg-Shah 综合征为 HSCR- 音频色素综合征，是由于endothelin-3 及其受体突变导致。Mowat-Wilson 综合征是由于 2q22 染色体的 *SIP1* 基因突变导致，其临床特征包括严重的智力障碍、小头、癫痫以及先天性巨结肠。这些患者的小肠结肠炎发生率均相对较高，而且肠道功能的发育也很缓慢。软骨 - 毛发发育不良综合征由 *RMRP* 基因突变引起，是指干骺端的软骨发育异常合并生长缺陷、免疫功能受损以及高发的 HSCR，软骨 - 毛发发育不良合并 HSCR 的患者预后较其他患者更差，因为他们术前、术后肠炎的发生率很高，并且极可能由于肠炎而致死。

　　HSCR 是由于神经嵴细胞迁移异常导致的，因此当神经嵴发育异常时，也可能合并其他综合征，如 Waardenburg-Shah 综合征、先天性中枢性低通气综合征（congenital central hypoventilation syndrome，CCHS）等，CCHS 由 *PHOX2B* 基因突变引起，是指呼吸中枢化学感受器的原发性缺陷，导致对二氧化碳敏感性降低，自主呼吸控制衰竭，造成肺通气量减少，从而发生高碳酸血症、低氧血症及一系列临床症状的综合征，当 CCHS 合并 HSCR 时也称为 Haddad 综合征。同时，某些肿瘤性病变也被认为与 *RET* 原癌基因突变有关，因此与 HSCR 存在相关性，如多发性内分泌瘤、乳头状甲状腺癌和家族性甲状腺髓样癌等。表 1 为部分

HSCR 相关综合征的病变染色体 / 基因及临床症状。

表 1　HSCR 相关综合征的病变染色体 / 基因及临床表现

HSCR 相关综合征	病变染色体 / 基因	临床症状
唐氏综合征 /21 三体综合征	Chr 21（*DSCAM*）	智力障碍，身材矮小，肌张力减低，韧带松弛，小颅畸形，性腺机能减退，先天性心脏病，脐疝，甲状腺功能减退，HSCR，恶性血液病
13q 缺失	13q 22（*EDNRB*）	长段型 HSCR
2q22 缺失	2q22.3（*ZEB2/ZFHX1B*）	短段型或长段型 HSCR，Mowat-Wilson 综合征
Bardet-Biedl 综合征	BBS1，BBS2，BBS3/*ARL6*；BBS4，BBS5，BBS6/*MKKS*；BBS7，BBS8/*TTC8*，BBS9/B1，BBS10，BBS11/*TRIM32*；BBS12，BBS13/*MKS1*；BBS14/*CEP290*	I 度：色素性视网膜炎，多指（趾）畸形，躯干性肥胖，认知障碍，生殖器异常，肾脏畸形 II 度：颅骨畸形，发育性行为异常，眼球异常，糖尿病，心血管畸形，HSCR
Goldberg-Shprintzen 综合征	10q22.1（*KBP/KIAA1279*）	HSCR，小颅畸形，身材短小，认知障碍，肌张力减退
肠神经发育不良（IND）	10q11.2（*RET*）	A 型（极少见）：婴儿腹泻、血便、肠交感神经发育不良； B 型：黏膜下神经丛发育不良
L1 综合征（X-lined 脑积水）	Xq28（*LICAM*）	脑室系统闭锁，脑积水，HSCR
MEN2A/Sipper 综合征	10q11.2（*RET*）	嗜铬细胞瘤，甲状腺髓样癌
MEN2B	10q11.2（*RET*）	黏膜神经瘤，嗜铬细胞瘤，甲状腺癌
Mowat-Wilson 综合征	2q22.3（*ZEB2/ZFHX1B*）	面部畸形，小颅畸形，胼胝体发育不全，眼球缺陷，智力发育延迟，足畸形，先天性心脏病，胸部异常，泌尿生殖系异常，HSCR

续表

HSCR 相关综合征	病变染色体 / 基因	临床症状
NFI 综合征	17q11.2（*NFI*）	虹膜色素缺陷瘤，皮肤纤维瘤
Pitt-Hopkins 综合征	18q21.2（*TCF4*）	智力缺陷，大嘴畸形，间歇性换气过度，低 IgM
Smith-Lemli-Opitz 综合征	11q12-q13（*DHCR7*）	智力缺陷，小颅畸形，肌张力减退，颅骨畸形，先天性心脏病，多指畸形，泌尿生殖系发育不全
Waardenburg-Shah 综合征	13q22（*EDNRB*），20q13.32（*ET3*），22q13.1（*SOX10*）	毛发 / 皮肤 / 眼睛色素沉着，听力缺失，HSCR
Waardenburg IV A 型	13q22（*EDNRB*）	毛发 / 皮肤 / 眼睛色素沉着，听力缺失，HSCR
先天性中枢性低通气综合征（Hadded 综合征）	4p12（*PMX2B/PHOXB2*），12q23.2（*ASCL1*）极少数由：10q11.2（*RET*），5p13.2（*GDNF*），20q13.32（*EDN3*），11p14.1（*BDNF*）	呼吸中枢异常：神经肌肉或脑干疾病，16% 的 CCHS 可合并 HSCR，成神经细胞瘤，神经节瘤或颅面异常

参考文献

1. Burkardt D D, Graham J J, Short S S, et al. Advances in Hirschsprung disease genetics and treatment strategies：an update for the primary care pediatrician. Clin Pediatr (Phila)，2014，53（1）：71-81.

2. Rintala R J, Pakarinen M P. Long-term outcomes of Hirschsprung's disease. Semin Pediatr Surg，2012，21（4）：336-343.

3. Jannot A S, Pelet A, Henrion-Caude A, et al. Chromosome

21 scan in Down syndrome reveals DSCAM as a predisposing locus in Hirschsprung disease. PLoS One, 2013, 8 (5): e62519.

4. Catto-Smith A G, Trajanovska M, Taylor R G. Long-term continence in patients with Hirschsprung's disease and Down syndrome. J Gastroenterol Hepatol, 2006, 21 (4): 748-753.

3 先天性巨结肠的症状与 Cajal 间质细胞关系紧密

近年研究发现，作为胃肠道慢波起搏者的 Cajal 间质细胞（interstitial cells of Cajal，ICCs）在肠道功能的正常发挥中起重要作用，目前已发现多种可致儿童便秘的胃肠动力性疾病存在 ICCs 异常，其数量减少或细胞网络异常与肠道运动功能障碍密切相关。ICCs 按部位不同可分为以下几类：黏膜下神经丛 ICCs（ICC-SMP）位于黏膜下神经丛内，为多极细胞；深肌丛 ICCs（ICC-DMP）位于环肌层内侧深肌丛内，为多极细胞；环肌丛 ICCs（ICC-CM）位于环肌层内，为双极细胞；肠肌丛 ICCs（ICC-MP、ICC-MY 或 ICC-AP）位于环、纵肌之间的肠肌丛，为多极细胞；纵肌丛 ICCs（ICC-LM）位于纵肌层内，为双极细胞；浆膜下 ICCs（ICC-SS）位于浆膜下层，为星状细胞。ICCs 在不同的区域以及同一区域内不同组织之间，其分布、排列和细胞形态均有所不同。肠道的大部分区域 ICC-MP 分布最为密集，在肠肌丛周围形成致密的 ICCs 网络。小肠 ICCs 类型有 ICC-MP、ICC-DMP 和 ICC-IM（ICC-CM，ICC-LM）；结肠中 ICCs 数量总体上较小肠少，其类型有 ICC-MP、ICC-IM 和 ICC-SMP；肛门内括约肌、回盲部括约肌有 ICC-IM。小肠中发挥起搏作用的是 ICC-MP，而在结肠中则为 ICC-SMP。ICCs 还可介导抑制性和兴奋性运动神经与平滑肌之间的信号传递，发挥该功能的主要为 ICC-IM。肠神经节细胞、ICCs 和平滑肌细胞组成一个功能元件，肠运动神经细胞释放的递质与 ICCs 表达的受体结合，ICCs 通过与邻近的平滑肌细胞之间的缝隙连接传导兴奋性或抑制性电位，产生兴奋性或抑制性反应。

Rolle 等详细研究了 HSCR 患儿病变肠管在无神经节细胞肠段、移行区肠段及有神经节细胞肠段中 ICCs 的三维形态，发现 ICC-MP 在前二者中显著减少甚至消失，在切除的有神经节细胞肠段也可见减少；而 ICC-IM 在无神经节细胞肠段显著减少，在移行区肠段中度减少，在有神经节细胞肠段中正常。国内另一项研究发现，5 例全结肠型巨结肠患儿中，结肠 ICC-IM、ICC-SM 和 ICC-MP 几乎全部缺失；此外，在肠神经元发育不良肠管中，肠肌丛 ICCs 和肌层内 ICCs 较正常组均明显减少。在神经节细胞减少的肠管中，ICCs 数量显著减少，肠肌丛周围仅发现少数孤立的、未形成网络的双极或多极 ICCs，ICC-CM、ICC-LM 及 ICC-DMP 也明显减少。由于 ICCs 及肠神经节细胞的改变均可能影响正常的慢波产生和神经传递，因此可导致病变肠段运动功能障碍。由此可见，不论是 HSCR，还是 HAD，均存在 ICCs 数量减少或细胞网络异常，这说明 ICCs 异常在儿童便秘中广泛存在，是引起儿童便秘的重要原因。

胃肠道中 ICCs 以及肠神经细胞的受损均可影响 HSCR 患者的预后，但目前尚不清楚 HSCR 患者中 ICCs 的受损是原发性还是继发性。虽然手术切除无神经节细胞肠段仍然是治疗 HSCR 的标准疗法，但是，大量文献报道表明，即使完整切除了无神经节肠段，患者仍有存在肠功能障碍的可能，包括便秘、污粪及顽固性小肠结肠炎等。目前认为，导致这些并发症的原因可能与 ICCs 的活性缺陷有关。研究发现在 HSCR 患者体内除了无神经节肠段存在 ICCs 异常以外，在有正常神经节细胞的肠段中亦有 ICC-MP 减少，而且在肠肌丛神经节周围形成稀疏的网络，与正常肠段发育良好的 ICCs 网络有差别，这亦被认为是拖出型直肠结肠切除术后肠功能紊乱、症状反复的一个原因。因此 HSCR 患者如有神经节细胞肠段的 ICCs 分布异常，也有可能导致术后患者的肠蠕动功能恢复不佳以及术后并发症的发生。

参考文献

1. Wang H, Zhang Y, Liu W, et al. Interstitial cells of Cajal reduce in number in recto-sigmoid Hirschsprung's disease and total colonic aganglionosis. Neurosci Lett, 2009, 451 (3): 208-211.

2. 邱银荣，冯杰雄. Cajal 间质细胞在儿童便秘发病中的作用及其研究进展. 中华小儿外科杂志，2009，30 (9): 638-640.

3. Schappi M G, Staiano A, Milla P J, et al. A practical guide for the diagnosis of primary enteric nervous system disorders. J

Pediatr Gastroenterol Nutr, 2013, 57 (5): 677-686.

4. Gfroerer S, Rolle U. Interstitial cells of Cajal in the normal human gut and in Hirschsprung disease. Pediatr Surg Int, 2013, 29 (9): 889-897.

4　先天性巨结肠的诊断方法

HSCR 的术前诊断方法包括影像学检查、直肠黏膜乙酰胆碱酯酶染色、直肠肛管测压、直肠全层活检等，其中尤以前三种因创伤小、结果可靠而被广泛应用。

HSCR 的影像学检查方法主要有腹部平片、钡剂灌肠及肠道传输试验。其中钡剂灌肠是最主要的诊断方法，同济医院小儿外科统计了从 2014 年 1 月至 2015 年 1 月共计 56 例术前诊断 HSCR 并行 I 期根治术的患儿，研究钡灌肠检查在诊断 HSCR 及明确肠管病变范围中的应用价值，数据显示钡灌肠显示的移行段明确肠管术中切除范围的敏感度为 86.9%，特异度为 94.1%，阳性预计值为 94.6%，阴性预测值为 85.7%；而钡灌肠显示短段型巨结肠的最终病理诊断符合率为 77.8%，常见型巨结肠的最终符合率为 88.9%，长段型巨结肠的最终符合率为 66.7%。

　　肠道传输试验有多种检测方法，其中应用较多的为一次口服多次摄片法。具体操作方法为：检查当日上午9时口服不透X线标记物20个，分别于服后24、48、72小时摄腹部平片各一张，阅片时，计算标记物从口服到通过胃肠道某一点所需的时间，并计算其运输指数（transit index，TI）和结肠排出率，最常应用的仍然是该方法。综合国内外多项研究结果，可以得出一个大致的正常值：口服标记物后，6小时可达回盲部，12小时可通过结肠肝曲，24小时位于结肠脾曲或降结肠，48小时后即有80%的标记物排出。多数HSCR或HAD患儿96小时仍有大部分标记物残留，主要停留在左半结肠和直肠乙状结肠段。为判断便秘是慢传输型或出口梗阻型，有学者应用传输指数TI来判定。TI是直肠乙状结肠区存留标记物数与全结肠标记物数之比，反映直肠乙状结肠区与其他部位标记物的比例。中位数为0.5，TI ≤ 0.5说明慢传输型可能性大；如果TI > 0.5或接近1.0，则提示标记物留存乙状结肠和直肠不多，出口梗阻型可能性大。结肠排出率是指口服标记物 72 小时后，从肛门排出颗粒的比率，一般认为正常儿童 72 小时应排出 90% 以上标记物，而巨结肠患儿排出率一般不到 50%。

直肠肛管测压是目前诊断肛管直肠控便功能障碍的可靠方法。消化道的运动常伴有压力的变化，测压即是对这种正常或异常运动的压力变化进行探测和记录，并通过图形识别进行定量分析的技术，它有助于认识消化道的动力机制、动力性疾病的起源并协助提高临床诊断的准确性。正常的直肠肛管抑制反射（rectal anal inhibitory reflex，RAIR）结果在压力图上表现为直肠扩张后压力由静息压水平较陡峭下降，之后肛压再缓慢恢复到原水平（图 1）。HSCR 的测压诊断指标有：① RAIR 消失；②直肠顺应性明显下降；③排便时肠道推进性蠕动波消失；④直肠壁顺应性反应消失；⑤病变肠管出现泛发性收缩（图 2）。

同济医院小儿外科自 1973 年开始研究 HSCR 的乙酰胆碱酯酶的组织化学检查方法，采用 1964 年 Karnovsky 及 1967 年 EL-Badawi 的胆碱酯酶亚

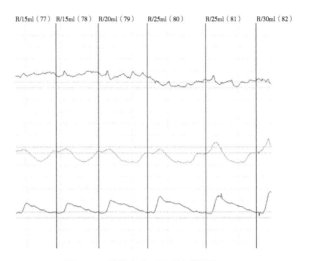

图 1　正常儿童直肠肛管测压图

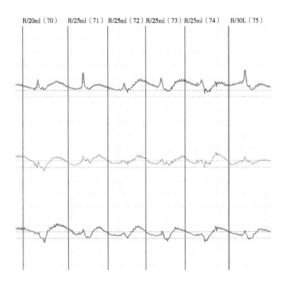

图 2　HSCR 患儿直肠肛管测压图

铁氰化铜直显法，通过使用一种我科自主研制的活
检钳吸切器（图3），分别于距肛门齿状线以上直肠
3cm 及 6cm 处各取两块米粒横切面大小的黏膜组
织，进行冰冻切片，显微镜下观察直肠黏膜乙酰胆
碱酯酶检测，以深褐色弥散的、网状的或者蜂窝状
的阳性神经纤维为阳性诊断标准。这一方法无须麻
醉，均在门诊施行，与术后全层病理活检符合率高
达 96%。按照阳性神经纤维着色的深浅、粗细以及
相对数量将染色结果分为以下 5 个级别：

阴性（－）：全视野无乙酰胆碱酯酶阳性的神经
纤维；

痕迹（±）：两张片子上均有 1 ～ 2 根阳性神经
纤维；

弱阳性（+）：3 ～ 10 根阳性神经纤维，颜色
较浅；

阳性（++）：阳性神经纤维交织呈细网状；

强阳性（+++）：呈密网状、蜂窝状，可见明显
增粗的肥大的神经干（图4、图5）。

我科在2009年提出应用乙酰胆碱酯酶（AChE）

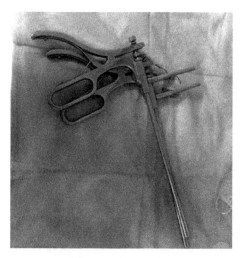

图 3　我科研制的拥有自主知识产权的活检钳吸切器（彩图见彩插 1）

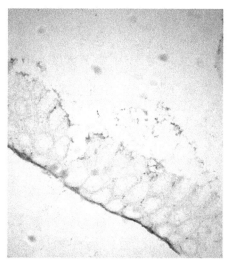

图 4　全视野未见乙酰胆碱酯酶阳性的神经纤维（×400）（彩图见彩插 2）

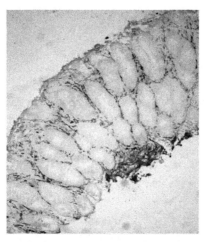

图5 阳性的副交感神经纤维杂乱无序，呈密网状结构（×400）
（彩图见彩插3）

联合乳酸脱氢酶（LDH）染色行术中冰冻标本检测，可提高 HSCR 及其同源病术中快速诊断的准确率，较准确地提供病变肠段范围的证据。

此外，同济医院小儿外科 2013 年通过总结 10 年来共计 967 例肠神经节发育异常病例，推出鉴别先天性巨结肠与其同源病的新诊断评分系统，包括胎粪排出延迟、年龄＜3 岁、男性患儿 3 个危险因素以及钡灌肠、直肠肛管测压和组化 AChE 反应等常规术前检查指标制定评分系统：钡灌肠中有移行段为 1 分，无移行段为 0 分；存在直肠肛管反射为 1 分，无反射为 0 分；AChE 染色弱阳性为 1 分，中等阳性为 2 分，强阳性为 3 分，阴性则为 0 分；同时胎粪延迟、年龄＜3 岁、男性患儿均各计 1 分，相反无胎粪延迟、年龄＞3 岁、女性患儿则计 0 分（表 2）。当总分值＞5 分时需怀疑 HSCR，如果低于 5 分时则应考虑 HAD 可能。该评分系统诊断 HSCR 的敏感度为 83.1%，特异性 89.5%，精确度为 85.9%。

表 2　先天性巨结肠与其同源病的新诊断评分系统

钡灌肠移行段		AChE 染色				测压反射		胎粪延迟		年龄		性别		合计	
有	无	-	+	++	+++	有	无	有	无	>3y	<3y	男	女	>5,诊断HSCR	<5,诊断HAD
1	0	0	1	2	3	1	0	1	0	0	1	1	0		

参考文献

1. 朱天琦，余东海，向磊，等 . 钡灌肠检查在诊断先天性巨结肠及明确肠管病变范围中的应用价值 . 中华小儿外科杂志，2015，36（11）：810-813.

2. 向磊，柴成伟，吴晓娟，等 . 快速乳酸脱氢酶染色在先天性巨结肠及肠神经元发育异常术中诊断的应用 . 实用儿科临床杂志，2009，24（3）：227-229.

3. Wu X J，Zhang H Y，Li N，et al. A new diagnostic scoring system to differentiate Hirschsprung's disease from Hirschsprung's disease-allied disorders in patients with suspected intestinal dysganglionosis. Int J Colorectal Dis，2013，28（5）：689-696.

4. 王果，冯杰雄. 先天性巨结肠及其同源病. 北京：人民卫生出版社，2011：135-145.

5. 冯杰雄，史惠芬，王果，等.1008 例便秘患儿直肠黏膜乙酰胆碱酯酶检测结果分析. 中华小儿外科杂志，2004，25（6）：518-520.

5 巨结肠同源病的诊疗仍然面临诸多挑战

肠神经元发育异常是一组原发性胃肠道神经病变的总称，包括先天性巨结肠、肠神经元发育不良、肛门内括约肌神经源性痉挛和肠神经节细胞减少症等，其组织学改变复杂。在该类病变中，除了先天性巨结肠诊断标准较完善以外，其他神经元发育异常仍然定义模糊。国际专业学会曾颁布该类疾病的组织检测技术指南，其中包括胃肠神经肌肉病变的分类，但仍存在诸多分歧。

一些研究认为各种类型的肠神经元发育异常疾病是独立存在的，由于在神经嵴细胞迁移、增生和发育过程中受多种因素影响，因此可能导致神经节细胞的缺失、发育不成熟、形态不典型，从而表现为 HSCR 及 HAD，并且为它们确定了诊断标准和治疗方案；而另一些学者对此持批评态度，他们认为肠道神经系统病变是某些疾病的继发现象。HAD 在临床上显示出多样性，是由于它们具有各自的组织病理学特征。虽然目前尚不能确定所观察到的组织病理学标准中哪些是原发的（先天性），哪些是继发的（后天的），但是临床实践中有些现象表明至少有一部分 HAD 可能为后天获得性的。如患儿发病年龄普遍较大，出生时无便秘和胎粪排出延迟史，但是某次腹泻之后开始便秘，这是一个重要的提示：说明肠道病毒（如轮状病毒等）或炎性毒素可作用于肠壁神经系统，破坏出生时发育不成熟的肠壁神经系统，使肠壁运动功能受损，引起便秘。

Puri 根据一系列肠神经元发育异常疾病的特殊组织学改变、免疫组化和电镜特点，并考虑到病理学、流行病学、临床表现及其治疗和预后，提出了"变异型巨结肠病"（Varianst of Hirschsprung's disease，VHD）这一概念，较为系统地概括了以肠神经元发育异常为主要病变的疾病谱，包括肠神经元发育不良症、肠神经节细胞发育不成熟症、肠神经节细胞减少症、肛门内括约肌失弛缓症等，并相继提出了 VHD 的分类和诊断标准。这一类患儿的共性表现为直肠黏膜抽吸活检显示存在神经节细胞，但临床表现为持续存在的便秘。以下为 VHD 的主要病变疾病谱。

（1）肠神经节发育不良症（IND）

IND 患者的钡灌肠 X 线片特征并不典型，无明显的狭窄段及移行段，而直肠肛管测压检测直肠肛管抑制反射也并不典型。1983 年，Fadda 等将 IND 分为两型（A 型和 B 型），A 型罕见，发生率少于 5%，特点为肾上腺素能神经分布，主要发生于新生儿，伴有肠梗阻、呕吐和血便。B 型发生于 95% 的单独 IND 病例，临床上则表现为各种慢性便秘，很容易与 HSCR 相混淆，故神经元发育不良一般是指 IND-B 型。这种病变的病理特征是：①黏膜下及肌间神经丛增生形成巨大神经丛和神经节细胞计数增多；②固有层、黏膜肌层可能见到异位或孤立神经节细胞；③黏膜固有层内显示乙酰胆碱酯酶活性的神经纤维增生；④环绕黏膜下血管的乙酰胆碱酯酶阳性神经纤维增多。其最常用的诊断标准为：①计数 25 个黏膜下神经丛，其中超过 20% 的神经丛内含有巨大的神经节并包含有 9 个或以上的神经节细胞；②年龄 > 1 岁，如果为年龄 < 1 岁的患儿，这种巨大的神经节有可能是神经丛发育未成熟而包含有分化不完全的神经节细胞所致。

（2）肠神经节细胞减少症（hypoganglionosis, IH）

IH 占肠道神经系统疾病的 3% ～ 5%，也具有先天性巨结肠相似的便秘症状。病理形态表现为神经丛和肌间丛内神经节细胞分布减少而且稀疏，有时稀少、细小的肌间丛内仅 1 ～ 2 个体积小但形态基本正常的节细胞，神经节细胞胞质稀少，细胞核小，染色较深，无明显核仁，节细胞间距离增加。除了神经节细胞减少外，神经丛的面积、神经丛与神经丛间的间距和神经丛长轴长度亦有明显的减少。

（3）肠神经节细胞发育不成熟症（immature ganglia，IG）

IG 显微镜下显示神经节细胞及细胞核均细小，胞质少，细胞核和核仁小，部分神经节细胞缺乏明显核仁。HE 染色甚至无法分辨神经节细胞及神经胶质细胞，但可利用 NADPH-d 和 NCAM 免疫染色显示神经细胞核加以辨别。

（4）肛门内括约肌失弛缓症（internal anal sphincter achalasia，IASA）

早期认为 IASA 即为超短段型 HSCR，表现为齿状线上 1 ～ 3cm 直肠为无神经节肠段，但是近年来的研究则认为该肠段无神经节细胞是生理性的，患儿主要表现为直肠肛管抑制反射消失，故定义为肛门内括约肌失弛缓症。

对 HAD 的准确诊断依赖于病理学检查。根据 HAD 特有的病理学表现，术后对切除的肠道标本进行病理学诊断并不困难。但在术前利用临床上现有的诊断方法确诊该类疾病尚有一定困难。我们的临床经验认为术前综合分析钡剂灌肠、乙酰胆碱酯酶组织免疫化学检查、直肠肛管测压等经典三联诊断检查结果，对便秘患儿 HSCR 与 HAD

的诊断和鉴别也是极有意义的。顽固性便秘的患儿在以下情况时应考虑巨结肠同源病病变：①出生时胎粪排出正常，以后数月或数年发生的顽固性便秘；②直肠肛管测压有直肠肛门抑制反射，但刺激阈值增加，波形变异；③直肠黏膜乙酰胆碱酯酶组织化学检查阴性；④钡剂灌肠直、结肠扩张但无明显的狭窄及移行段，24 小时后钡剂滞留，可伴有乙状结肠冗长。另外，对年长及术后便秘复发再手术的患儿还应进行肠道动力学检查，我们采用全肠道钡餐和（或）72 小时的肠道传输实验，可以准确地判断出失去动力（或神经系统病变）的肠段。

HAD 的治疗方式应根据不同病理类型和临床情况选择，外科手术指征不仅包括组织病理学改变，还应该包括个体临床症状的严重程度。目前 IND-B 型的早期病例一般推荐保守治疗，包括结肠灌洗及服用通便药物，大多数患者对保守治疗反应良好；但是，如果保守治疗超过 6 个月无效，则应该考虑手术治疗。根据大量文献报道，对于 IH 的治疗，应行病变结肠拖出根治术。而对于 IG 的患儿，研究发现年龄＜ 1 岁的婴儿往往表现为黏膜下及肌间神经丛中神经节细胞发育延迟，这种不成熟是生理性的，具有年龄依赖性，并可在出生后逐渐成熟，因此 IG 的治疗策略应为结肠灌洗及扩肛等保守治疗。针对 IASA，内括约肌后侧切开或括约肌内肉毒杆菌毒素注射被认为是治疗的主要方法。

　　对于新生儿及 1 岁内的婴儿，检查不足以支持 HSCR 诊断而考虑 HAD 时，应积极采用保守治疗措施。这种严格的保守治疗可排除常见的肠神经元发育不成熟病例；临床实践也证实，HAD 最终需要手术治疗的仍是少数，绝大多数患儿可以保守治愈，系统的保守治疗应至少 6 个月。新生儿的肌间神经丛尚未发育成熟，宫内缺氧也可导致肌间神经丛成熟的延迟，这个成熟过程要到 5 岁才结束。这种情况下患儿可出现内括约肌舒张消失，肛管直肠蠕动紊乱甚至消失，患儿表现为便秘，严重者出现肠梗阻症状。因此，我们认为在婴儿学会行走前尽早进行排便训练是很有意义的，而对反射性排便进行随意控制则要在脊髓反射成熟后，这是婴儿功能性便秘开展扩肛排便训练的理论基础。所有患者首先采用保守治疗措施，如给予软食、开塞露、泻剂，便秘 2～3 天以上的给予灌肠、扩肛及入厕训练。扩肛治疗的意义在于：被动生物反馈训练，促进肠道反射、肠蠕动及排便，使患儿产生正确的排便意识和习惯，减少便秘引起的肠道菌群失调、炎症等对肠壁神经系统的持续破坏，部分肠壁神经节细胞发育不成熟的患儿甚至得以治愈。已明确证实扩肛可有如下作用：①刺激便意，缓解肛压，促使肛管蠕动波恢复并变得有规律；②增加肛管静息压；③促进建立和恢复直肠肛管抑制反射；④阻断肠神经元病变的继续发展。

由于国内 HAD 患儿基数大，而许多医院缺乏专业性的门诊和检查手段，诊断水平也不均衡，导致许多患儿常辗转各地就诊而不能确诊，更多的是病程较长的晚期年长患儿，他们已尝试过各种保守治疗措施但依然严重便秘，有的发生充盈性大便失禁，甚至失去排便能力。因此，术前保守治疗观察时间应定为 6 个月。除了肠管切除范围与 HSCR 有所不同外，HAD 的手术方式依然沿用传统的各种"巨结肠根治术"术式。由于 HAD 在不同患儿间的病变程度和病变性质差异很大，多数患儿直肠无狭窄反而极度扩张，直肠肛管抑制反射大多也存在，这导致在结肠肛管重建术式的选择上也有很大不同。在 IH 有两类情况应当特别注意：一类是幼年时因直肠肛门畸形或以"巨结肠症"做过手术的患儿；另一类为排便障碍导致直肠高度扩张甚至充盈性大便失禁的晚期患儿。这两类患儿不主张贸然再经肛门勉强行病变结肠拖出术，否则将会导致严重后果，如吻合口处直肠脱离或回缩、吻合口瘘、因肛门直肠损伤过重致使术后出现严重的控便障碍等。此类患儿应尽可能地保留肛管直肠括约肌形态和功能的完整性，因为他们的直肠肛管的肠壁神经反射通道尚完整，充分利用这些内括约肌比过分、过度的损害更有意义。IND-B 患儿中以复发性便秘最难处理，他们多是较早前以"巨结肠"之诊断

而行各种"根治术"，由于 IND-B 病变遗留而导致
"复发"。患儿年龄较大，肠管无狭窄反呈高度扩张。
此类患儿均需再行根治性结肠次全切除术。由于
IND-B 的特点，我们不主张对 IND-B（尤其是复发
性 IND-B）采用简单的经肛门拖出术式，多采用盆
腔内的低位吻合术式，以保存括约肌功能的完整性
以及一定的直肠储袋功能，这对于术后正常排便功
能的恢复显得十分重要。患儿存在以下情况时应注
意采用保存肛管完整性手术，避免过度手术导致肛
管功能严重损害而引起的并发症，包括：①原有先
天性肛门畸形曾行手术，术后发现合并有巨结肠同
源病而需再次手术者；②结肠病变广泛而需次全切
除者（如 IND-B）；③曾行根治术，术后复发而再次
手术者。

参考文献

1. Schappi M G, Staiano A, Milla P J, et al. A practical guide
for the diagnosis of primary enteric nervous system disorders. J
Pediatr Gastroenterol Nutr, 2013, 57（5）：677-686.

2. Friedmacher F，Puri P. Classification and diagnostic criteria of variants of Hirschsprung's disease. Pediatr Surg Int，2013，29（9）：855-872.

3. 王维林. 关于肠神经元发育异常的再思考. 中华小儿外科杂志，2014，35（7）：481-483.

4. 孙晓毅. 巨结肠同源病诊断治疗难点解析. 中华实用儿科临床杂志，2014，29（23）：1763-1768.

6 关于先天性巨结肠相关性小肠结肠炎的新认识

先天性巨结肠相关性小肠结肠炎（hirschsprung associated enterocolitis，HAEC）是一系列临床症状如腹胀、爆发性水样泻、发热等的总称，目前尚缺乏一个确切的定义。Pastor 等首次提出了一套临床诊断 HAEC 的评分系统（表3），这一评分系统有助于临床医生标准化 HAEC 的诊断；但针对该评分系统的准确性，仍需更多的临床医学证据进行判定。

表3 HAEC 诊断评分系统

临床症状		评分
临床病史	腹泻并爆破样大便	2
	腹泻并腥臭样大便	2
	腹泻并大便带血	1
	HAEC 病史	1
体格检查	直肠指诊后爆破样排气排便	2
	腹胀	2
	外周灌注下降	1
	嗜睡	1
	发热	1

续表

临床症状		评分
影像学检查（腹部立位 X 线片）	多个液平	1
	扩张肠袢	1
	肠管黏膜锯齿状、不规则黏膜线	1
	乙状结肠处有"截断征"，远端肠管无气体充盈	1
	积气	1
实验室检查	白细胞增多	1
	核左移	1

已知 HAEC 的高危因素包括唐氏综合征、HSCR 家族史、长段型 HSCR、有 HAEC 病史以及确诊 HSCR 延迟等。在唐氏综合征合并 HSCR 的患者中，HAEC 的发生率几乎为其他 HSCR 患者的 2 倍；而有 HSCR 家族史与无 HSCR 家族史患儿发生 HAEC 的概率分别为 35% 和 16%；短段型 HSCR 术前发生 HAEC 的概率为 16%，长段型 HSCR 术前发生 HAEC 的概率则为 56%；同时，新生儿中超过 1 周龄诊断 HSCR 的患儿发生 HAEC 的可能性是 1 周龄内诊断 HSCR 者的 13 倍，因此延迟诊断也被认为是术前发生 HAEC 的一个独立危险因素。在国外，诊断新生儿 HAEC 的平

均年龄为 14 天，但是国内尚缺乏类似统计。此外，和足月儿比较，早产儿更可能出现 HAEC（45.8% *vs*.24.0%）。术后发生 HAEC 的危险因素除上述因素外，吻合口瘘、吻合口狭窄或粘连性肠梗阻等也会导致 HAEC 的风险增加。

目前认为肠道屏障功能缺失、先天性免疫应答异常、肠道菌群失调等诸多问题均涉及肠道内稳态的异常而导致 HAEC 的发生。肠神经系统（enteric nervous system，ENS）在保持肠道内平衡中发挥了重要作用，包括肠蠕动、上皮屏障功能、黏膜免疫、上皮转运和肠道菌群调节等方面，ENS 异常将导致黏膜下的神经内分泌细胞减少，其调控的分泌黏蛋白的杯状细胞亦减少，而黏蛋白，如 MUC-2 的数量及组成异常是导致肠黏膜屏障失常的重要因素。肠上皮防御系统还包括黏膜免疫系统，已知分泌性 IgA 是肠道主要的免疫球蛋白，在防止病菌侵入健康肠道过程中发挥重要作用，研究发现 HSCR 患者狭窄段肠管中 IgA、IgM 和 IgG 等的表达明显减少，进一步研究发现 HAEC 患者的黏膜 IgA 向肠腔传输的路径异常，从而限制了 IgA 在黏膜屏障中的作用。通过 HSCR 患者手术标本切片检查发现，在 HAEC 患者肠道中 CD57$^+$ 自然杀伤细胞、CD68$^+$ 单核细胞 / 巨噬细胞、CD45RO$^+$ 白细胞的表达明显增强。我们近期的研究亦证实在 HSCR 患者肠管黏膜下层及固有层中巨噬细胞大量聚集，引起巨噬细胞分泌的 TNF-α 明显增多，产生肠道异常炎症反应。这些结果均证实 HSCR 患者存在自身免疫缺陷，从而导致异常炎症反应的发生。此外，肠道益生菌群同样是导致 HAEC 的敏感因素，Shen 等研究肠道菌群时发现 HAEC 患者肠道内双歧杆菌和乳酸杆菌的定植明显减少。我们的一项多中心临床对照试验（RCT）研究引进双歧杆菌和乳酸菌等益生菌干预 HAEC 患者后，发现 HAEC 患者体内 CD4$^+$ 免疫细胞及 CD4$^+$/CD8$^+$ 比值相对于对照组明显增高，而且干预组体内促炎症细胞因子如 TNF-α、IFN-γ 及 IL-6 均减少，抗炎症细胞因子如 IL-10 则得到了提高，这表明益生菌能够通过激活肠道免疫细胞，刺激 T 淋巴细胞的增生及分化，从而调节系统免疫功能。基于以上结果，我们认为肠道菌群的失衡导致了 HAEC 的发生与发展，而益生菌能够有效降低促炎症细胞因子的产生，稳定肠黏膜免疫屏障，阻止 HAEC 发生。

HAEC 的治疗有定期结肠灌洗或者行结肠造瘘术。定期的结肠灌洗可以减少大便淤积和细菌增殖，预防结肠扩张。而当患儿一般情况较差或合并其他严重的先天性疾病时，则应先考虑行造瘘术。有研究认为 HAEC 术后行扩肛治疗可以防止吻合口早期狭窄，起到肠道减压作用，但是也有研究认为扩肛对于 HAEC 预防的功效仍不明显。当 HAEC 急性发作时，其保守治疗的核心是液体复苏、胃肠道减压及抗生素治疗，同时亦证实了益生菌在预防 HAEC 中的有效性。但是当患儿出现败血症和严重 HAEC（对液体复苏、肠管减压、抗生素及支持治疗反应差）时，仍应考虑肠造瘘手术。

延伸家庭系列康复护理干预是同济医院小儿外科巨结肠门诊通过多年总结的具有专科特色的护理方法。干预方法通过结肠回流灌洗和药物保留灌肠、术后卫生宣教及康复护理指导、饮食指导、加强心理支持等，以减少巨结肠术后 HAEC 的发作。我们强调的饮食原则为少吃多餐，细嚼慢咽，以进食高蛋白、低脂肪、易消化、少渣的食物为主，避免因油荤、过硬、辛辣食物及暴饮暴食而诱发 HAEC 的发生，婴幼儿以深度水解易消化牛乳喂养；同时我们鼓励患儿定时排便，促使患儿养成定时排便的习惯，结合扩肛及训练患儿用力收缩肛门等均可刺激肠管和各盆底肌肉，增强其协调性。通过随访，干预组患儿控制排便的能力得到了明显的提升，干预组 HAEC 的复发率也明显下降至 4.8%。此外，术后对干预组患儿家长进行文字指导、示范教育、心理护理及并发症的预防等系统的康复护理指导，可帮助家长掌握 HAEC 护理技巧及相关卫生知识，使患儿发生饮食不当的概率下降，并且患儿家长的依从性及满意度也得到提高。

在 HAEC 的远期随访方面，近期 Levin 等报道了 8 例在巨结肠根治术后反复发作的 HAEC，最终发展成炎症性肠病（inflammatory bowel disease，

IBD）的病例。其研究发现部分 HAEC 的临床症状和 IBD 相似，包括腹痛、发热、腹泻和大便次数增加等，而且其内镜检查亦证实反复发作 HAEC 的肠道存在炎症性狭窄和肠道肉芽肿等征象。这也提示 HAEC 的远期预后和 IBD 之间的联系值得我们进一步关注。

参考文献

1. Wang X, Li Z, Xu Z, et al. Probiotics prevent Hirschsprung's disease-associated enterocolitis：a prospective multicenter randomized controlled trial. Int J Colorectal Dis, 2015, 30 (1)：105-110.

2. Wang H, Guo X N, Zhu D, et al. Nursing Intervention for Outpatient Rehabilitation in Pediatric Patients with Hirschsprung Disease after Colectomy. Eur J Pediatr Surg, 2015, 25 (5)：435-440.

3. Demehri F R, Halaweish I F, Coran A G, et al. Hirschsprung-associated enterocolitis：pathogenesis, treatment and prevention. Pediatr Surg Int, 2013, 29 (9)：873-881.

4. Pastor A C, Osman F, Teitelbaum D H, et al. Development of a standardized definition for Hirschsprung's-associated

enterocolitis：a Delphi analysis. J Pediatr Surg，2009，44（1）：251-256.

5. Frykman P K，Short S S. Hirschsprung-associated enterocolitis：prevention and therapy. Semin Pediatr Surg，2012，21（4）：328-335.

6. 熊晓峰，冯杰雄. 巨结肠相关性小肠结肠炎诊治进展. 中华小儿外科杂志，2014，35（7）：540-543.

7. Shen D H，Shi C R，Chen J J，et al. Detection of intestinal bifidobacteria and lactobacilli in patients with Hirschsprung's disease associated enterocolitis. World J Pediatr，2009，5（3）：201-205.

8. 陈绪勇，夏雪，韦佳，等. 巨噬细胞活化在先天性巨结肠相关性小肠结肠炎发病中的作用. 中华小儿外科杂志，2015，36（9）：661-665.

9. Levin D N，Marcon M A，Rintala R J，et al. Inflammatory bowel disease manifesting after surgical treatment for Hirschsprung disease. J Pediatr Gastroenterol Nutr，2012，55（3）：272-277.

7 积极避免及应对先天性巨结肠术后的污粪问题

基于目前对行不同拖出术式治疗的患儿进行的长期随访发现，在污粪方面并没有明显差异。研究显示，HSCR 患儿术后早期发生污粪、大便失禁者占 30% ～ 40%，表现为排稀便时常有少量粪便污染内裤，尤其是夜晚熟睡时粪水溢出易污染被褥，严重影响其生活质量。而且手术相关的解剖损伤导致的污粪在术后早期也并没有随着时间得到明显的好转，直到青春期后污粪的症状才能够得到明显好转。由于目前我国尚无统一的肛门功能评定标准，所以容易导致评定结果的差异。Peña 教授关于完全控便能力的定义为：在没有污粪且不用洗肠的前提下，能够自主排便的能力。而要达到这种能力，需要满足完整的肛管感受器、自主肛门括约肌控制以及正常的肠蠕动能力三个前提条件。因此当控便机制（肛管感受器、自主括约肌控制、正常的肠管蠕动能力）受损时，则会导致术后患者发生污粪问题。但是即使缺失控便机制，只要每日进行肠道管理（洗肠治疗），污粪情况也可得到改善。

排便感受器取决于完整的肛管结构以便患儿分辨固态、液态及气态排泄物。保留完整的肛管是 HSCR 手术治疗时的关键。患者感知排便的能力需要完整的本体感受器，相较而言，在 Duhamel 术时，损伤肛管的可能性较小，而经肛或经腹行 Soave 或 Swenson 术时则往往有损伤齿状线导致污粪的风险，值得术者注意。

HSCR 患者在行经肛门手术时，可因术中牵拉损伤而导致肛门括约肌松弛无力加重。HSCR 术后成人污粪患者的测压检查发现，外括约肌静息压力下降。一组针对行巨结肠根治术后的青少年期患者直肠肛管测压的对照研究显示，其肛门括约肌的功能存在不同程度的下降。大多数污粪患者的 B 超检查提示内外括约肌均遭到了不同程度的破坏。直肠肛管测压显示静息压及肛管最大灌注压均明显低于正常对照组，提示内、外括约肌均受到了不同程度的破坏。低肛管静息压反映出内括约肌功能障碍，而肛管最大灌注压下降则反映出外括约肌功能障碍。B超证实内括约肌有瘢痕形成，瘢痕的存在提示医源性括约肌损伤，可能与拖出术式对肛管过度牵拉相关。因此我们在行经肛门手术时，应该尽量减少对括约肌的牵拉，保证其完整性。同济医院小儿外科王果教授通过总结前人的经验，发现巨结肠术后并发症的原因在不同程度上均与内括约肌处理不当有关。鉴于此，他改进术式，设计出"心形吻合术"，即直肠背侧纵行劈开至齿状线而不切除内括约肌，然后将拖出的正常结肠与直肠肛管做心形吻合术。其目的在于防止切除内括约肌过多或过少，防止术后引起污粪、失禁或便秘。近期我们回顾性分析1986—1995年92例HSCR行心形吻合术的病例，随访术后近20年的排便情况并与其他手术组相比，结果显示心形吻合术后的患者污粪率明显降低，且肠道功能指数（bowel function score，BFS）和生活质量也得到明显的提高。

　　结肠蠕动能力是第三个控便的关键因素。在污粪患者中，如果肛管和内括约肌是完整的，我们就可以断定患者具有自主排便的能力。在这些患者中，如果钡灌肠显示存在结肠扩张的情况并且有便秘病史，则考虑存在肠蠕动减缓，患者出现污粪是充盈性便失禁，这可能是由于长期便秘引起的，可选择每日扩肛及服用通便药物等保守治疗或者采用手术治疗。如果保守治疗下患者仍然存在污粪情况，则为真性污粪，最好的治疗为每日生理盐水洗肠，因为这些患者通常存在肛管、括约肌的破坏。有时对于齿状线缺失或括约肌松弛的患者，可行洗肠或者服用通便药物。此外，还有一种情况，如果放射学检查未显示出扩张肠段，则可考虑为肠蠕动过快。这部分患者最好服用缓泻剂，如洛哌丁胺、水溶性纤维素，以及行饮食管理，避免服用任何通便食物。治疗的目标是患者每日能够排 1～2 次成形大便，这对于患者的生活质量将有很大提高。患者如果通过保守治疗成功控便，也可考虑为假性污粪。对于这些患者，由于他们具有完整的肛管及括约肌，可通过改变结肠蠕动能力，随后改变大便黏稠度使其达到自主排便。而对于肠蠕动过快的患者，他们无法达到自主肠蠕动（肛管和／或括约肌已被破坏）则需要每日小剂量洗肠，利用缓泻剂减慢肠道蠕动速度，食用水溶性纤维素及控便饮食提高大便黏稠度。如果以上两种患者无法单纯通过药物控制污粪症状，又具备完整的肛管及括约肌，首先应该考虑洗肠，然后再进行药物治疗 6 ～ 12 个月。由于肛管及括约肌形态完整，通过洗肠治疗使这部分患者体会到大便排空的感觉，可以提高其排便意识及部分达到控便，然后通过药物干预，可以治愈肠蠕动减慢或增快。

参考文献

1. Heikkinen M, Rintala R, Luukkonen P. Long-term anal sphincter performance after surgery for Hirschsprung's disease. J Pediatr Surg, 1997, 32 (10): 1443-1446.

2. Rintala R J, Pakarinen M P. Long-term outcomes of Hirschsprung's disease. Semin Pediatr Surg, 2012, 21 (4): 336-

343.

3. Levitt M A, Dickie B, Pena A. The Hirschsprungs patient who is soiling after what was considered a "successful" pull-through. Semin Pediatr Surg, 2012, 21 (4): 344-353.

4. Wang G, Sun X Y, Wei M F, et al. Heart-shaped anastomosis for Hirschsprung's disease: operative technique and long-term follow-up. World J Gastroenterol, 2005, 11 (2): 296-298.

5. Xiong X, Chen X, Wang G, et al. Long term quality of life in patients with Hirschsprung's disease who underwent heart-shaped anastomosis during childhood: a twenty-year follow-up in China. J Pediatr Surg, 2015, 50 (12): 2044-2047.

8　先天性巨结肠术后的便秘复发值得关注

虽然 HSCR 的现代外科治疗取得了不断进步，但 HSCR 手术后便秘复发仍屡有报道。在一项对 HSCR 术后长达 8 ~ 24 年的随访研究中发现，14.3% 的患者术后再次出现便秘，而 HAD 术后便秘复发率更高。因此，HSCR 术后便秘复发问题需引起临床医生的高度重视。我们总结 HSCR 术后便秘复发的主要原因如下。

（1）近端肠管切除不足

这主要指术后遗留部分肠神经节细胞发育异常的移行肠段。我国多数关于 HSCR 术后便秘复发再手术的文献报道显示，残留神经节发育异常的病变肠管是术后便秘复发的主要原因，而再次手术以切除残留病变肠管为目的。2011 年 Friedmacher 等发现在 555 例 HSCR 再手术病例中，337 例（60.7%）为术后残留无神经节细胞段或移行段导致便秘复发而需再手术治疗者。特别是开展经肛门 I 期拖出巨结肠根治术后，残留无神经节细胞症等并发症有所增加，病变肠段切除不足必然导致便秘复发。此外，移行段残留也是便秘复发的重要原因之一。Kapur关于 HSCR 移行段的研究表明，根据神经病理学表现，神经节细胞在同一平面分布不均、肌间神经丛神经节细胞减少、异常的外来神经分布以及肠神经元发育不良 B 型等为最常见的病理表现。

①神经节细胞分布不均：在移行段的远端，有神经节细胞肠段以及无神经节细胞肠段之间的神经节细胞分布并不规则，肠壁横截面的神经细胞在某一区间比其他区间分布更多。因此，肠壁横截面的切片显示在某区间无神经节细胞分布，而在其他区间却包含了神经节细胞。术中活检部位不恰当，就会造成病变肠段的定位错误。

②神经节细胞减少：神经节细胞减少在移行段的有神经节肠段部分表现明显。虽然神经节细胞减少在黏膜下神经丛及肌间神经丛均可表现，但是肌间神经丛的神经节细胞减少更容易被发现。

③异常的外来神经分布：正常的肠管接受内在的及外来的神经分布，内在神经包括黏膜下及肌间神经丛的神经细胞，在 HSCR 患者中上述两种神经细胞均缺如。外来神经则包括自律神经细胞及感觉神经细胞。盆腔神经的胆碱能副交感神经细胞是直肠及降结肠分布的外来神经的主要来源，如果大量外来神经分布于上述神经丛即为异常现象。

④肠神经元发育不良：研究发现超过 75% 的 HSCR 患者其近端肠管的黏膜下神经丛存在 IND 样改变。数据表明许多 HSCR 患者合并存在 IND-B，目前有学者认为手术切除病变肠管范围应该包括全部 HSCR 及 IND-B 肠段。

（2）远端肠管保留过多

残留病变肠管和移行段肠管是患儿术后出现持续便秘症状的重要原因。首次手术过程中，如果远端肠管游离不充分，特别是直肠段切除不够，可能遗留较长的直肠狭窄段。同济医院小儿外科统计 3 年间 187 例巨结肠根治术病例：其中既往手术失败而行二次以上手术者 42 例，占 22.46%；无论是

HSCR 还是 HAD，因各种原因导致诊断及病变范围估计失误致使病变肠段残留是手术失败复发的主要原因，占 85.71%（36/42）；另一方面，由于手术技术的进步，传统吻合口瘘等并发症减少，因此类原因导致行二次手术者仅占 14.29%（6/42）。通过分析手术失败病例，我们发现术前未能准确判断病变范围和性质而误选手术方式在 HSCR 组和 HAD 组是有一些区别的：在 HSCR 组，手术失败病例主要见于全结肠型或长段型，术前未能明确病变范围，有些甚至误判为普通型或短段型巨结肠，不恰当地采用经肛门或辅加腹腔镜方式，结果导致大量无神经节细胞肠段残留，治疗无效；在 HAD 组，术式选择错误尤其容易发生于 IND 患儿，由于肠神经元发育不良性病变分布广泛，如果简单地将处理巨结肠症的方法和概念（经典的巨结肠根治术处理重点是远端）沿用于处理 IND，结果常导致广泛分布的近端病变被遗漏而导致手术失败。

（3）肌鞘狭窄或吻合口并发症

吻合口狭窄是根治术后患儿出现持续排便困难

的另一重要原因，多因手术技巧不足引起。引起术后便秘复发的原因包括：行经肛门拖出手术时，保留过长的直肠肌鞘；或对狭窄的直肠肌鞘未做切开处理，形成狭而长的拖出通道；或行经肛门拖出术后肌鞘间隙感染，使拖出通道发生挛缩性狭窄等。美国辛辛那提儿童医院报告该医院 2008—2012 年 Soave 术后肠梗阻患儿再次手术 36 例，其中 17 例（47.2%）显示 Soave 经肛拖出通道呈"袖口征"（Soave-cuff）引起梗阻，其中大部分病例直肠指检可触到狭窄袖口，影像学检查显示袖口样狭窄或骶前突出影像。而"盲袋和闸门综合征"主要发生在早期 Duhamel 术式，由于 Duhamel 手术保留了无神经节细胞的直肠前壁，往往需要再次手术完整切除盲袋解除梗阻。发生吻合口狭窄的主要原因是拖出结肠与肛管张力性吻合，发生吻合口裂开，形成吻合口瘘；或吻合口局部感染、瘢痕挛缩；或吻合口存在张力，可能导致局部缺血缺氧引起肠管神经节细胞继发缺血性变性和损伤。有报道 5 例获得性无神经节细胞症可能是由于首次手术时近端结肠血管损伤或过度牵拉致暂时性缺血所致。还有学者通过动物实验造成结肠吻合口张力性缺血，远期结果显示虽然不能产生无神经节细胞肠段，但可引起神经节和神经节细胞数量减少。因肠壁神经组织对缺氧非常敏感，一度受损后即不可能恢复，遂发生变性萎缩而使便秘症状复发。故手术时应充分游离肠管，保证吻合肠管的血运，避免血管牵拉、压迫、扭转，如切除肠管过多，更应充分游离，避免吻合口张力过高。

参考文献

1. Friedmacher F，Puri P. Residual aganglionosis after pull-through operation for Hirschsprung's disease：a systematic review and meta-analysis. Pediatr Surg Int，2011，27（10）：1053-1057.

2. Kapur R P，Kennedy A J. Transitional zone pull through：surgical pathology considerations. Semin Pediatr Surg，2012，21（4）：291-301.

3. West K W，Grosfeld J L，Rescorla F J，et al. Acquired aganglionosis：a rare occurrence following pull-through procedures for Hirschsprung's disease. J Pediatr Surg，1990，25（1）：104-109.

4. Bag M J, Saez T, Varas J, et al. Surgical acquired aganglionosis：myth or reality? Pediatr Surg Int, 2014, 30（8）：797-802.

5. Dickie B H, Webb K M, Eradi B, et al. The problematic Soave cuff in Hirschsprung disease：manifestations and treatment. J Pediatr Surg, 2014, 49（1）：77-81.

6. 王维林. 关于肠神经元发育异常的再思考. 中华小儿外科杂志, 2014, 35（7）：481-483.

7. 孙晓毅，李智，袁宏耀，等. 失败的巨结肠根治术原因分析. 中华小儿外科杂志, 2014, 35（7）：491-494.

9 儿童便秘的保守治疗

手术切除无神经节细胞肠段是 HSCR 的主要治疗方式，但特发性便秘与 HAD 对保守治疗的反应良好，是保守治疗的主要对象。还有一些常见型或长段型 HSCR 因为长期便秘而导致营养不良，手术后易发生伤口裂开或腹腔感染，术前恰当的保守治疗可有效改善患儿的营养状况，为术后顺利康复创造条件。相对于手术而言，保守治疗容易被患儿家长接受，且费用低廉，易于在基层医院推广。但在行保守治疗之前应明确便秘的病因，通过钡剂灌肠、直肠肛管测压、直肠黏膜乙酰胆碱酯酶染色等检查，弄清便秘的原因，然后根据这些检查结果选择适当的病例行保守治疗。

保守治疗应首选创伤小、对患儿身心影响小的方法，如排便习惯的培养，然后再辅助一些口服药物（包括中药）或甘油栓剂纳肛等，扩肛等可引起患儿不适的治疗可在上述治疗无效时选用。对一些大便干结的患儿可行间歇性灌肠以排空大便，有利于患儿排便习惯的形成。保守治疗除了上述强调的适应证的选择及治疗方法的个体化外，还需注意治疗时间的掌握。尽管目前尚无随机双盲对照研究，但仍然认为婴幼儿便秘的保守治疗不宜超过半年。

根据我院巨结肠门诊的资料，联合扩肛、结肠灌洗加中药保留灌肠，可使 20% 的新生儿巨结肠病患者免除手术，对 HAD 病的治愈率也可高达 90%。另外，扩肛、结肠灌洗及系统的家庭康复护理的指导可有效减少术后并发症的发生，加快巨结肠根治术后排便功能的恢复。

我院扩肛治疗采用最新设计的不锈钢制成的扩肛器（图 6），产品轻巧美观，是按直肠生理弯曲设计的，通过反复强力扩张肛门内括约肌和直肠痉挛段使之弛缓，使排便时通过无阻力，不仅有引导排便作用，还可增强肠蠕动。患儿经扩肛治疗 3 个月后，训练每天定时排便，长期定时训练可使大脑皮质潜意识不断地接受每天在同一时间内排便的意念，形

成条件反射达到每天有规律的排便。扩肛保守治疗6
个月后，患儿复查直肠肛门测压检查证实，与扩肛
前比较，所有患儿肛管蠕动频率虽无明显增大，但
蠕动幅度明显较前加大，提示肠蠕动力度的加大和
肠传输速度递进加快，从而使肠道蠕动功能好转。

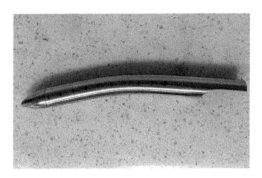

图6 我科自主研制拥有自主知识产权的扩肛器

　　结肠灌洗的目的是将一定量的温生理盐水通过
肛管注入结肠内，进行回流灌洗，从而解除积存的
粪便、减轻腹胀、改善肠内微生态环境，减少小肠
结肠炎的发生。同时防止结肠继发性扩张加重，部
分扩张结肠可恢复正常，减少术中肠切除范围，并
使肠道内细菌浓度降低，减少术中腹腔污染及术后

感染的发生。如伴有小肠结肠炎，可在结肠灌洗完毕后用 0.5% 甲硝唑溶液 2.0ml/kg、益生菌及胃肠康 1~2 粒行药物保留灌肠；如有便血，则在灌肠液中加入云南白药 1~2 粒行保留灌肠。

我科从 1972 年创用中西医结合非手术疗法治疗短段型巨结肠及 HAD，效果良好。中药可以润肠生津，增加肠蠕动的推动力。实验证明，中药人参可以调节自主神经功能紊乱。

（1）行气通下法

腹大如鼓，大便不行，肠内燥粪积滞者，以行气通下法治之。方用：郁李仁、火麻仁、厚朴、枳壳。此方法适用于患儿一般情况良好，大便秘结为主。

（2）补气助阳、行气导滞法

气虚阳虚不能运化而致肠内气滞淤积，大便不畅，粪稀而奇臭者以补气助阳，行气导滞法治之。方用：党参、黄芪、巴戟天、九香虫、枳实、厚朴等。此方用于便秘合并肠炎患儿。

（3）益气养血润燥法

气血俱虚，津血枯燥而大便不行者，以益气养血润燥为主，佐以行气化瘀之品。方用：党参、当归、二地、肉苁蓉等。此方用于一般情况不良之患儿。

参考文献

1. 王果，冯杰雄. 先天性巨结肠及其同源病. 北京：人民卫生出版社，2011：151-158.

2. Wang H，Guo X N，Zhu D，et al. Nursing Intervention for Outpatient Rehabilitation in Pediatric Patients with Hirschsprung Disease after Colectomy. Eur J Pediatr Surg，2015，25（5）：435-440.

3. 郭先娥，胡露红，朱丹，等. 自制扩肛器扩肛联合结肠灌洗治疗先天性巨结肠症效果观察. 护理学杂志，2005，20（4）：26-27.

10 快速康复外科在先天性巨结肠中的应用

2008 年，丹麦外科医生 Kehlet 首次提出快速康复外科（fast track surgery，FTS）技术，目前 FTS 技术应用最广泛的是成人外科的结直肠手术。其理念是指在围手术期通过患者教育，硬膜外区域阻滞麻醉，微创切口，非常规使用引流管和鼻胃管，适当镇痛，早期胃肠内营养以及早期下床活动等综合应用多学科有效的方法来减少手术应激及并发症，加速患者术后康复，缩短住院时间，减少住院费用，降低并发症的发生率，以获得更好的预后。它是一系列有效措施组合而产生的协同结果。2016 年 Zhao 等综述了近 10 年来 FTS 技术结合腹腔镜进行结直肠手术的文献进行 Meta 分析，包括 4 份 RCT 试验及 6 份临床对照试验纳入了该研究，最终认为 FTS 技术存在数个关键因素，如"预防体温过低""无须肠道准备""非常规使用引流管"等，能够加快术后康复，提高直结肠手术的安全性。此外，研究结论认为 FTS 技术结合腹腔镜技术不仅可以进一步减少手术应激，促进术后早期肠蠕动恢复，缩短术后住院时间，还能够明显减少并发症的发生，并减少再次住院的机会。

国内亦有学者将 FTS 技术应用于小儿巨结肠手术中，认为效果良好，能够减短患儿住院时间，促进病情恢复，减少并发症发生。其采取的改进措施包括：①术前改进清洁灌肠方式，减少灌肠次数；②尽量采用母乳喂养，人工喂养者采用低渗透压深度水解配方乳喂养以减少食物残渣，改善营养，细化禁食方案；③术中优化麻醉方案，应用保温系统全程术中保温，控制输液量及速度；④术后减少胃管、尿管、腹腔引流管等放置的时间；⑤减少术后禁食时间等。

但是，需要强调的是，FTS 的目的是采取已经被证实有效的措施，以减轻患者在围手术期的应激反应，而并不是盲目地追求改变原有的诊疗方式及简单的缩短诊疗过程。目前的文献结果显示 FTS 可以减轻 HSCR 患儿围手术期痛苦，缩短常规住院天数，还降低了治疗费用，但是对于根治术后的预后随访及控制并发症发生方面是否有积极作用，仍有待进一步研究。

参考文献

1. Kehlet H. Fast-track colorectal surgery. Lancet，2008，371（9615）：791-793.

2. Zhao J H，Sun J X，Huang X Z，et al. Meta-analysis of the laparoscopic versus open colorectal surgery within fast track surgery. Int J Colorectal Dis，2016，31（3）：613-622.

3. 陶俊峰，黄金狮，陶强，等 . 快速康复外科技术在 1 ～ 4 月龄婴儿巨结肠根治术中的应用 . 临床小儿外科杂志，2014，13（6）：484-487.

4. 唐维兵，耿其明，张杰，等 . 快速康复外科联合腹腔镜技术治疗婴儿先天性巨结肠 . 中华胃肠外科杂志，2014，17（8）：805-808.

11 干细胞移植治疗先天性巨结肠成为目前研究的热门方向之一

目前针对 HSCR 及保守治疗无效的 HAD 最常用的治疗手段依然是手术，虽然手术技巧不断发展，但是手术本身无法避免的较大创伤和术后复杂的并发症，以及由此带来的对患儿社会生活能力和长期生活方式上的诸多影响仍然困扰着广大患者和小儿外科工作者。因此，除了改进手术方式，减少手术并发症外，还需要寻求建立一种新的治疗策略，从根本上治疗 HSCR。干细胞的分离和培养为研究肠神经系统的发育提供了一个很好的研究工具，也为 HSCR 的治疗提供了一个新的方法和策略，通过干细胞移植治疗 HSCR 成为目前的研究热点之一。

目前干细胞的研究主要有胚胎干细胞（embryonic

stem cell，ESC)、神经嵴干细胞（neural crest stem cell，NCSC)、间充质干细胞（mesenchymal stem cell，MSC）等。早期的在体实验多利用中枢神经系统来源神经干细胞进行移植治疗，后期研究发现利用 ENS 来源的神经干细胞进行移植更加有效。目前干细胞的主要移植方式包括利用微量注射器单点或多点直接注射至肠壁内，通过消化道内镜将干细胞移植到病变肠管，或通过腹腔注射进行移植，希望利用干细胞的定向迁移能力达到靶点肠道。

此前有实验发现肠壁微环境中存在大量的神经营养因子，可为移植后的神经干细胞提供营养支持。后来有研究进一步证明 HSCR 患者无神经节肠管肠壁微环境中存在一定数量的胶质细胞来源的神经营养因子和生长因子，可促进肌间神经丛的神经突生长，有利于移植细胞的生长。Hotta 等发现 NCSC 植入出生后小鼠结肠后，干细胞发生了迁移，形成神经纤维定植于肠壁相应层位，并与受移植肠管中前期已存在的神经纤维产生联系，而且移植后的干细胞可

以具备类胆碱及硝基能活性，表现出与分化完全有
功能的肠神经细胞相似的电生理活性。最近的研究
还表明 GFAP 表达阳性的胶质细胞具有抗肠上皮细
胞凋亡的功效，可以保护黏膜完整性，促进炎症导
致的肠上皮修复，从而认为干细胞移植后多亚群分
化，神经元与神经胶质细胞相互作用，相较于单克隆
细胞来说，更具有临床价值，这也得到了许多学者的
认可。

　　目前干细胞移植研究仍处于基础阶段，虽然干
细胞移植已经具备了某些基本的"组织解剖功能"
（移植来源的神经细胞具有神经元亚型标志，能够
在原始 ENS 中发挥特定的作用，这些细胞能够定植
于合适的组织学部位，并且与宿主 ENS 形成联接从
而达到一定程度上的功能整合），但是他们离真正
具备 ENS 功能还有较长的路要走。例如评估移植后
肠管功能的重要指标之一是肠管动力的恢复，这就
要求干细胞移植后分化的神经细胞必须具备合适的
电生理特性，形成精确的突触连接，并达到一定的

数量才能调节正常的肠道功能。此外，移植后神经元是否能够接受突触传导的冲动，是否能调节更复杂的肠道运动，如分泌、吸收等，还需进一步研究证实。

此外，Zani 等首次提出干细胞治疗肠道炎症的机制包括干细胞移植后分化参与重建肠道组织结构，以及干细胞能够通过其免疫调节作用减轻全身及局部的炎症反应。其通过实验证实羊水干细胞（amniotic fluid stem cells，AFSCs）可通过分泌血管内皮生长因子（VEGF）及转化生长因子（TGF-β_1）作用于局部受损区域，促进成纤维细胞的激活、血管生成及组织修复。随后有研究证实 MSCs 可以促进 T 细胞凋亡，抑制 T 细胞分化为 Th1、Th2、Th17 细胞，导致 Treg 上调并产生免疫耐受，从而改善肠道炎症症状。以上结果无疑为我们利用干细胞治疗 HSCR 及 HAEC 提供了一个良好的思路，如何利用干细胞的分化能力及免疫调节能力治疗 HSCR 及 HAEC 是我们接下来需要研究的重点。

干细胞移植修复或替代病变神经节细胞是治疗胃肠道神经发育异常病的未来发展目标。虽然近年来干细胞移植替代技术有所进步，初步的动物实验表明异体和自体的干细胞移植是可行的，但离真正临床应用还有许多需要解决的问题，例如：①移植干细胞的数量："剂量"研究提示神经细胞的数量达到多少才能有助于胃肠道功能的恢复，如何避免移植后干细胞增殖能力减弱、分化方向受限以及成瘤性的研究等；②移植后神经细胞及神经胶质细胞的交叉作用：采用何种最佳方式行干细胞移植，以及干细胞移植后与宿主神经元之间如何形成突触联系，从而参与宿主神经网络的形成；③肠管微环境的模拟：如何重建 ENS 功能并能够形成具有分泌功能的神经网络等。

参考文献

1. Bitar K N, Raghavan S, Zakhem E. Tissue engineering in the gut : developments in neuromusculature. Gastroenterology, 2014, 146 (7): 1614-1624.

2. Hotta R, Stamp L A, Foong J P, et al. Transplanted progenitors generate functional enteric neurons in the postnatal colon. J Clin Invest, 2013, 123 (3): 1182-1191.

3. Zhou Y, Yang J, Watkins D J, et al. Enteric nervous system abnormalities are present in human necrotizing enterocolitis : potential neurotransplantation therapy. Stem Cell Res Ther, 2013, 4 (6): 157.

4. El-Nachef W, Grikscheit T. Enteric nervous system cell replacement therapy for Hirschsprung disease : beyond tissue-engineered intestine. Eur J Pediatr Surg, 2014, 24 (3): 214-218.

5. Zhu T, Yu D, Feng J, et al. GDNF and NT-3 induce progenitor bone mesenchymal stem cell differentiation into neurons in fetal gut culture medium. Cell Mol Neurobiol, 2015, 35 (2): 255-264.

6. Zani A, Cananzi M, Fascetti-Leon F, et al. Amniotic fluid stem cells improve survival and enhance repair of damaged intestine in necrotising enterocolitis via a COX-2 dependent mechanism. Gut, 2014, 63 (2): 300-309.

7. Liu Y, Yang R, Shi S. Systemic infusion of mesenchymal stem cells improves cell-based bone regeneration via upregulation of regulatory T cells. Tissue Eng Part A, 2015, 21 (3-4): 498-509.

8. 高婷婷, 印其友. 肠神经干细胞移植治疗先天性巨结肠研究进展. 中华小儿外科杂志, 2014, 35 (7): 549-552.

9. 王维林. 关于肠神经元发育异常的再思考. 中华小儿外科杂志, 2014, 35 (7): 481-483.

10. 朱天琦, 魏明发. 间充质干细胞体外分化为神经样细胞的研究进展. 中华小儿外科杂志, 2014, 35 (1): 72-75.

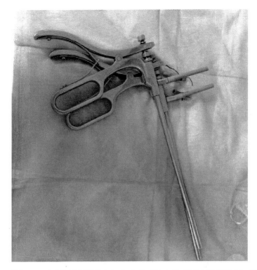

彩插 1　我科研制的拥有自主知识产权的活检钳吸切器

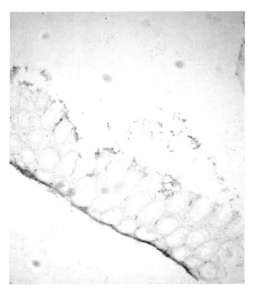

彩插 2　全视野未见乙酰胆碱酯酶阳性的神经纤维（×400）

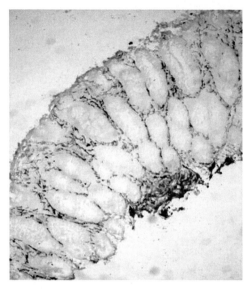

彩插 3　阳性的副交感神经纤维杂乱无序，呈密网状结构（×400）